DU BRUIT

DE

FLUCTUATION HYDRO-AÉRIQUE

A TIMBRE MÉTALLIQUE

PERÇU DANS LES TUMEURS ABDOMINALES.

FLUCTUATION HYDRO-AÉRIQUE

À TIMBRE MÉTALLIQUE

PERÇU DANS LES TOMBES ÉGYPTIENNES

DU BRUIT

DE

FLUCTUATION HYDRO-AÉRIQUE

A TIMBRE MÉTALLIQUE

PERÇU DANS LES TUMEURS ABDOMINALES

PAR

Le Dʳ A. LABOULBÈNE,

Membre de l'Académie de médecine,
Agrégé libre de la Faculté,
Médecin de l'hôpital Necker, etc.

Extrait des Archives générales de Médecine
Numéro de septembre 1875.

PARIS

P. ASSELIN, SUCCESSEUR DE BÉCHET JEUNE ET LABÉ
ÉDITEUR DES ARCHIVES GÉNÉRALES DE MÉDECINE
Place de l'École-de-Médecine.

1875

DU BRUIT

DE

FLUCTUATION HYDRO-AÉRIQUE

A TIMBRE MÉTALLIQUE

PERÇU DANS LES TUMEURS ABDOMINALES

§ I.

Après avoir observé, pour la première fois, au commencement de cette année, dans une tumeur abdominale chez une femme, *le bruit de flot avec retentissement métallique*, j'ai communiqué en abrégé le fait à l'Académie de médecine (séance du 26 janvier 1875, *Bulletin de l'Académie*, pp. 113-116). Cette malade ayant guéri, j'ai cherché à préciser le siége de sa tumeur (séance du 3 août, *Bulletin*, p. 936).

Un de mes internes, M. Gaston Deny, a recueilli un exemple de tumeur enkystée, probablement ovarienne, qui a offert le bruit de fluctuation. J'ajouterai dans le présent travail son observation à la mienne, puis je les ferai suivre de quelques remarques et comparaisons avec des faits analogues que j'ai pu rassembler.

Laboulbène. 2

Obs. 1ʳᵒ. — *Bruit de flot hydro-aérique, à timbre métallique, perçu par la succussion hippocratique dans une tumeur abdominale.* — La nommée R... (Louise-Thérèse), âgée de 50 ans, blanchisseuse, est entrée le 6 janvier 1875 à l'hôpital Necker (service de M. Laboulbène), salle Ste-Eulalie, nᵒ 5, et en est sortie le 31 mars.

Antécédents héréditaires. — Le père de la malade est mort à l'âge de 59 ans, d'une affection de l'estomac ; sa mère est morte à 67 ans, d'une tumeur du ventre située dans le côté gauche, et datant d'une dizaine d'années environ. La sœur de la malade, âgée de 47 ans, aurait également depuis quinze ans une tumeur abdominale ?

La femme R... a eu de la gourme à 14 ans, mais elle n'a jamais présenté d'affections sérieuses. Réglée à 15 ans, elle voyait très-régulièrement ses menstrues ; elle a eu neuf enfants, le premier à 17 ans, le dernier à 36 ans, elle n'a pas fait de fausse couche. Depuis deux ans bientôt, elle n'est plus réglée périodiquement, et elle a cessé complètement de perdre depuis le mois de juillet dernier. Elle s'est remariée depuis deux ans.

Maladie actuelle. — C'est à la fin du mois de novembre 1874 qu'aurait débuté la maladie qui amène aujourd'hui cette femme à l'hôpital Necker. Jusqu'à cette époque elle n'avait jamais souffert du ventre. Elle s'aperçut d'une tuméfaction au côté gauche. Elle n'eut pas de malaises, de frissons ou de vomissements. La tuméfaction ne causait pas de grands malaises, mais par la pression elle devenait un peu douloureuse.

R... continua ainsi à faire son ménage jusqu'à la fin de décembre, se reposant, dit-elle, au besoin un jour sur deux. Elle ne se rappelle pas avoir eu de fièvre. Ce n'est que dans les derniers jours du mois qu'elle trouva que son ventre, « qui avait toujours été fort, était de beaucoup plus dur et plus gros, que d'habitude, à l'endroit qui lui faisait mal en pressant » (fosse iliaque gauche). Ses voisines lui dirent même qu'elle était enceinte.

Etat de la malade dès son entrée, le 7 janvier 1875. — Cette femme est brune, bien constituée, grasse, fortement musclée. Le ventre est gros, mais sans distension ; l'ensemble de la paroi offre un grand nombre de vergetures.

Un léger relief, une saillie dans le flanc gauche est manifeste ; par la palpation, on constate la présence d'une tumeur occupant la région ovarienne gauche, et s'étendant en bas jusqu'au pli inguinal. Le volume est environ celui d'une tête d'adulte, et la tumeur ne dépasse guère que d'un travers de doigt la ligne blanche : en haut elle atteint une ligne horizontale qui couperait l'abdomen à deux travers de doigt au-dessus de l'ombilic. La surface de cette tumeur est uniformément lisse et sans bosselures.

La pression détermine des douleurs nettes, mais limitées à la partie centrale. La paroi abdominale est d'une épaisseur considérable, la peau ne présente aucun changement à la surface de la tumeur, sur laquelle il est cependant impossible de la faire glisser.

En prenant la tumeur en masse avec les deux mains, il semble qu'on la déplace en totalité d'un côté du ventre à l'autre : ce mouvement, exécuté brusquement, ne donne lieu à aucun bruit particulier. En déprimant doucement la surface de cette tumeur avec l'extrémité des doigts, et alternativement avec les deux mains, on perçoit une sensation obscure de fluctuation. On ne constate pas le choc d'un liquide, en donnant un coup sec à l'une des parois de la tumeur pendant qu'on déprime l'autre.

Par la percussion, on trouve partout du son dans l'abdomen, mais au niveau de la tumeur il y a de la matité.

Le toucher vaginal montre le col porté à gauche ; l'orifice est déchiqueté et la lèvre postérieure un peu boursouflée. Les culs-de-sac sont libres. L'utérus est parfaitement mobile. La douleur empêche de déprimer la paroi abdominale de façon à pouvoir sentir la tumeur avec le doigt porté au fond du vagin. Le toucher rectal n'est pas pratiqué.

Rien au cœur. Quelques râles de bronchite à la base des deux poumons. Aucun œdème des membres inférieurs. Pas de fièvre, pas de troubles digestifs. Miction et défécation régulières. Les urines ne renferment ni albumine, ni sucre. La malade ne se plaint que des douleurs provoquées, quand, dit-elle, on presse fortement dans le côté gauche du ventre.

M. Laboulbène prescrit des frictions d'onguent belladoné et des cataplasmes sur la tumeur.

Ce traitement est continué les jours suivants sans amélioration notable. Croyant que la malade exagère ses douleurs, le chef de service lui parle de l'application des pointes de feu.

Le thermomètre reste invariablement à 37° dans l'aisselle.

21 janvier. La tumeur est manifestement plus saillante qu'à l'entrée de la malade; elle offre toujours le volume d'une tête d'adulte, la peau est adhérente et paraît légèrement amincie à cet endroit; elle présente aussi une légère coloration rouge vineuse, au niveau du point le plus saillant et le plus douloureux.

A la percussion la tumeur est sonore, même en percutant très-légèrement, et en lui imprimant de vives secousses à l'aide des deux mains, on entend nettement, même à distance, le bruit de succussion hippocratique. En déplaçant de la même façon cette tumeur, tandis que l'oreille est rapprochée de sa surface, ce bruit présente une résonnance métallique et ressemble tout à fait à celui qu'on produit en agitant une carafe à moitié remplie de liquide.

La malade dit qu'elle souffre beaucoup moins et ne ressent pas d'élancements. On cesse toute application locale sur la tumeur afin de s'assurer que la rougeur de la peau n'est pas liée à la présence des cataplasmes, ou des frictions.

22 janvier. Mêmes phénomènes acoustiques perçus du côté de l'abdomen.

23 janvier. Le thermomètre s'élève pour la première fois, il indique 40 degrés dans l'aisselle.

Le faciès de la malade est altéré, elle dit ne pas souffrir davantage, elle n'a pas eu de frissons et n'a pas vomi. La rougeur cutanée a persisté au niveau de la tumeur, et l'amincissement de la peau est plus marqué.

24 janvier. Même état. Température axillaire, 38°,2.

Le 25. Pouls 104. Respiration 36. Température axillaire, 38,6.

Inappétence ; un peu de diarrhée ; la figure est tirée, le nez pincé ; quelques crachats muqueux.

La tumeur est toujours sonore à la percussion, elle paraît plus saillante, quoique son volume n'ait pas sensiblement augmenté. En donnant un coup sec à une de ses extrémités pendant que l'autre main est appliquée sur le côté opposé, on ne perçoit pas la sensation de flot.

Le bruit de succussion avec timbre métallique existe toujours, il a été nettement entendu par MM. Delpech et Chauffard, ainsi que par M. Félix Guyon, par les élèves et les personnes qui suivent la visite du matin.

Par le toucher, on trouve le col légèrement porté à gauche, les culs-de-sac sont libres, l'utérus est mobile et indépendant ; mais, il est impossible, à cause des douleurs, de déprimer le ventre pour s'assurer des relations que la tumeur peut avoir avec les annexes de l'utérus.

Soir, température axillaire, 38,7. La malade paraît très-fatiguée. On applique au niveau du point où la peau paraît le plus amincie une traînée de pâte de Vienne, suivant une ligne parallèle au pli inguinal ; et dans une étendue de 5 à 6 centimètres. L'application dure vingt minutes environ.

Le 26. Même état constaté à la visite. Bruit de glou-glou et d'airain des plus nets ; temp. axil., 38,9.

Le soir, vers 4 heures, la tumeur s'est ouverte au niveau de l'eschare produite par la pâte de Vienne sans que la malade s'en soit aperçue autrement que par l'odeur qui imprégna immédiatement son linge. On peut évaluer à un grand verre la quantité de liquide purulent, verdâtre, peu épais, qui s'est échappé de la tumeur. Immédiatement, la malade éprouve un grand soulagement. Il n'y a sur la paroi abdominale qu'un orifice assez étroit, donnant issue au pus, le reste de la surface, cautérisée par la pâte de Vienne, montre les fibres musculaires plus ou moins dissociées et dirigées obliquement en bas et en dedans.

La tumeur est légèrement affaissée, mais elle est encore sonore à la percussion.

Temp. axil., 37,6. M. Laboulbène, qui est venu voir la malade, prescrit l'application de liquides chlorurés, une compression légère par un bandage peu serré et un repos absolu.

Le 27. Pouls 88. Respiration 20. Temp. axil. 36°.

Une légère quantité de liquide sanieux, séro-purulent et sanguinolent continue à s'écouler de la poche. Les urines et les garde-robes ne renferment pas de pus. Le liquide sorti de la tumeur et recueilli hier, puis ce matin, est examiné par M. Laboulbène. Ce liquide d'un vert jaunâtre, ne renfermant ni flocons épais, ni pellicules membraniformes, est uniquement constitué par des leucocytes purulents.

Soir, temp. axil. 37°; pas de douleurs en urinant. Légère constipation. Lavement simple.

Le 28. Pouls 84. Respiration 20. On essaye d'introduire une sonde en caoutchouc dans la poche, mais on s'aperçoit que cette sonde ne peut être enfoncée directement et qu'elle glisse autour de l'orifice pour s'engager entre la paroi abdominale et la paroi postérieure de l'abcès. Cette sonde peut être enfoncée de 6 à 7 centimètres obliquement en haut et en dehors. Ces tentatives sont faites avec les plus grandes précautions, afin de ne pas produire de décollement des parois. Un tube de caoutchouc percé de trous est placé dans cette direction et laissé à demeure. Des lavages à l'eau pure, et à l'eau légèrement iodée, seront pratiqués tous les jours, pour faciliter l'écoulement du pus et prévenir la décomposition putride.

2 février. La malade va très-bien et se plaint seulement d'un peu de toux gutturale. L'orifice de la plaie abdominale est couvert de bourgeons charnus, qui comblent déjà la moitié de son étendue. Il s'écoule toujours un peu de sérosité purulente. La paroi abdominale est très-souple, complètement indolore, mais elle est le siége, au niveau et autour de la plaie, d'un empâtement dur en forme de gâteau, qui semble occuper la couche postérieure de la paroi abdominale et être indépendant des organes pelviens

Le 15. La convalescence s'accentue chaque jour, le tube de caoutchouc ne donne presque plus issue à l'écoulement séropurulent et une injection poussée avec lenteur par M. Laboulbène, reflue très-vite par la plaie, ce qui prouve que la poche est à peu près cicatrisée.

L'empâtement de la paroi existe encore quoiqu'il ait notablement diminué, on peut le saisir en masse dans la main et le déplacer avec cette paroi sans faire souffrir la malade.

Le 23. Le tube de caoutchouc est tombé hier de lui-même ; la région latérale gauche de l'abdomen est toujours empâtée.

1er mars. La malade est examinée au spéculum : le col, de volume normal, présente un orifice transversal, légèrement déchiré et fissuré par des accouchements multipliés ; la lèvre antérieure est lisse et saine, la lèvre postérieure est boursouflée, à surface dépolie, rougeâtre, mais non fongueuse.

Le 10. L'utérus, qui était repoussé à droite et en haut, est à peu près revenu sur la ligne médiane, il est mobile, non enclavé. Le col est resté ce qu'il était. Les culs-de-sac sont parfaitement libres.

On sent toujours dans la fosse iliaque, un peu au-dessus de la plaie et assez profondément, un noyau d'induration, mat à la percussion, de la grosseur d'un œuf environ, qui serait dirigé obliquement, de l'épine iliaque vers l'épine pubienne.

Le 23. La malade a eu ce matin, sans cause appréciable, un grand frisson.

Pouls 100. Respiration 24. Temp. axil. 39,5.

Le 24. Pouls 84. Respiration 24. Température vaginale, 38,5.

Pas de nouveaux frissons, mais quelques douleurs dans le côté gauche du ventre où il existe toujours un certain degré d'empâtement. La plaie est complètement cicatrisée.

Le 25. Pouls 88. Respiration 28. Temp. vagin. 37,5.

Éruption de quelques vésicules d'herpès à la lèvre supérieure, douleurs dans la fosse iliaque, avec élancements dans la cuisse.

Le 26. La malade ne se plaint plus, elle va très-bien et sort le 31 mars après avoir pris plusieurs bains.

L'état du ventre ne s'est pas sensiblement modifié, en déprimant légèrement la paroi au niveau de l'épine iliaque, on sent en avant des doigts une masse dure, allongée, comme un gros œuf qui paraît s'engager dans le bassin ; la pression de cette partie est un peu douloureuse. Notons une dernière fois que jamais il n'y a eu d'accidents du côté de la vessie, du rectum ou de l'utérus.

J'ai revu cette femme le 28 avril : le ventre a repris complètement son volume habituel, les parois en sont très-souples, aussi bien à droite qu'à gauche. C'est à peine s'il reste une légère induration, superficielle, au niveau de la cicatrice. On peut déprimer la paroi et la déplacer d'un côté du ventre à l'autre sans déterminer de douleur.

Par le toucher vaginal, je trouve le col dirigé très-peu à gauche, le cul-de-sac, de ce côté, un peu moins profond que le droit, la lèvre antérieure du col utérin saine, et la lèvre postérieure fissurée, avec quelques saillies, mais de même consistance que le tissu normal. On ne sent aucune tumeur en appuyant sur le ventre pendant que le doigt est placé aussi profondément que possible au fond des culs-de-sacs vaginaux.

Enfin, il y a quelques jours, cette femme est venue à la consultation de l'hôpital Necker, très-bien portante et amenant une de ses filles atteinte d'embarras gastrique.

En résumé, une femme d'une cinquantaine d'année, d'une bonne santé habituelle, mère de neuf enfants, s'était aperçue récemment qu'elle avait une tuméfaction dans le côté gauche du ventre. A l'entrée de la malade, j'avais trouvé une légère saillie du flanc gauche. La palpation m'avait fait constater une tumeur manifeste dans les régions ovarienne et du flanc gauches, tumeur lisse et sans bosselures. La pression occasionnait de la douleur. La peau avait l'aspect normal. En saisissant avec les mains la tumeur, je la déplaçais sans difficulté, et des mouvements brusques de droite et de gauche ne donnaient lieu à aucun bruit particulier. La fluctuation, sans être très-marquée, pouvait être constatée ; la percussion donnait dans tout l'abdomen un son clair, et de la matité seulement au niveau de la tumeur.

Quinze jours après, la tumeur était plus proéminente, la peau adhérente et un peu amincie, légèrement colorée en rouge sombre, sur le point le plus saillant. Des douleurs sourdes s'étaient fait sentir. Enfin, la percussion pratiquée sur la tumeur donne de la sonorité et en secouant brusquement la masse tuméfiée, saisie avec les deux mains, je perçois même à distance un bruit de flot, pareil à celui qui se produit dans une carafe à moitié, ou aux trois quarts, pleine d'eau et qu'on agite. En appliquant l'oreille, et en secouant rapidement trois ou quatre fois, le bruit de flot est manifeste et accompagné d'un timbre métallique.

Le 26 janvier, dans la soirée, la tumeur s'est ouverte spontanément et un soulagement très-marqué en est résulté pour la malade. Il est sorti une grande quantité de matière purulente verdâtre et des gaz; l'odeur était fétide, mais non putrilagineuse. Le liquide que j'ai examiné au microscope renfermait exclusivement des leucocytes du pus.

Le traitement a consisté en application de compresses trempées dans une solution chlorurée, j'ai laissé la poche se vider peu à peu, au moyen d'une compression modérée. Un tube de caoutchouc est placé avec soin dans l'orifice de la poche ouverte; la malade est très-soigneusement alimentée et réconfortée.

Le 15 février, la convalescence est bien établie, la malade s'assied librement. J'injecte, avec lenteur, par le tube de caoutchouc un peu du liquide iodé servant à faire des injections journalières dans la poche, et je vois bientôt ressortir ce liquide, qui évidemment ne pénètre plus dans une cavité spacieuse. Le 23 février, le tube est tombé et n'est plus remis en place.

Le 20 mars, cette femme ne présente plus dans le côté gauche de l'abdomen qu'un noyau d'induration, mat à la percussion, de la grosseur d'un œuf de poule, dirigé obliquement à partir de l'épine iliaque. La pression est légèrement douloureuse.

Le 31 mars, elle sort de l'hôpital, bien guérie, et cette guérison s'est parfaitement maintenue.

§ II.

Il faut actuellement rechercher, autant que possible, quel a été le siége précis de cette tumeur abcédée, ayant fourni le bruit remarquable de succussion hippocratique.

Au moment de ma communication à l'Académie, M. Depaul

à fait remarquer (*Bulletin*, p. 115) que les simples kystes de l'ovaire ne contractent pas ordinairement des adhérences avec les parois abdominales, en donnant lieu à la formation d'un abcès. La production des gaz dans une cavité close, sans communication avec l'extérieur, lui paraît difficile à admettre.

A l'appui de cette manière de voir, M. Depaul a cité l'exemple d'une grossesse extra-utérine qu'il a observée récemment : Il fut très-étonné de trouver un ballonnement considérable et une sonorité exagérée au niveau de la tumeur abdominale. Ayant pratiqué la gastrotomie, il retira l'enfant mort, et, en examinant avec soin la tumeur qui se continuait avec la paroi de l'abdomen, il constata également des adhérences entre le kyste et l'intestin, ainsi que l'existence d'une fistule permettant aux gaz intestinaux de pénétrer dans la tumeur.

M. Bernutz, qui a bien voulu examiner, à Necker, la femme qui fait le sujet de cette observation, ne diagnostiqua pas un kyste de l'ovaire. Après avoir touché la malade, trouvant, comme moi, l'utérus dévié et la lèvre inférieure du col grosse et dépolie, il craignit que cette femme fût atteinte d'une tumeur profonde et de mauvaise nature de la région ovarienne, et d'un abcès superficiel, symptomatique de cette tumeur. Mais, après avoir revu la convalescente, il a modifié son diagnostic, et il admet aujourd'hui un abcès, non développé dans un kyste de l'ovaire.

Ma manière de comprendre les choses se rapproche des opinions de MM. Depaul et Bernutz. Je crois qu'il n'y a pas eu, chez la malade, un kyste ovarique suppuré, mais une collection purulente, un abcès, situé entre la paroi abdominale postérieure et les anses intestinales, et avoisinant l'ovaire gauche. La production des gaz ne s'est pas faite par une fistule établissant une communication directe entre l'air renfermé dans les anses intestinales et l'intérieur de la cavité. Le développement des gaz tient à la décomposition du liquide purulent ; on sait d'ailleurs combien les abcès placés au voisinage des orifices naturels, ou auprès d'une cavité en communication avec l'air, offrent facilement des bulles gazeuses dans leur intérieur.

§ III.

Obs. II. — *Tumeur abdominale (kyste de l'ovaire probable) renfermant à la fois des gaz et un liquide séro-purulent.* — La
nommée S... (Joséphine), âgée de 27 ans, journalière, est entrée
à l'hôpital Saint-Louis, salle Sainte-Marthe, n° 68, le 14 octobre
1874, elle y est morte le 23 novembre 1874.

Début de la maladie. — Pas d'antécédents héréditaires méri-
tant d'être notés. Cette femme n'a jamais été malade antérieu-
rement. Elle a été réglée à 15 ans et voyait ses menstrues périodiquement. Elle n'a pas eu d'enfants.

C'est en 1870 que la malade s'aperçut que son ventre augmentait de volume; elle n'en souffrait pas et put continuer ses
occupations jusqu'à la fin de l'année 1872, époque où elle entre
à l'Hôtel-Dieu, dans le service de M. Frémy. Elle y resta trois
mois, pendant lesquels on lui fit six ponctions abdominales; la
3e, la 4e et la 5e furent suivies d'une injection de teinture d'iode.

Elle sort très-améliorée au mois de janvier 1873, mais peu à
peu son ventre augmente de volume et au mois de juillet de la
même année elle rentre dans le même service: nouvelle ponction (7e) suivie d'injection iodée. Elle sort de nouveau, guérie
en apparence, au bout de trois semaines, et va bien jusqu'au
mois de décembre, où elle revient pour la troisième fois dans le
même hôpital. Elle y reste pendant une quinzaine de jours et
subit une nouvelle ponction (8e) toujours suivie d'injection.

Cette femme retourne encore une fois à l'Hôtel-Dieu au mois
d'août 1874, et subit deux nouvelles ponctions, la dernière avec
injection iodée.

Toutes ces ponctions ont été faites avec l'appareil aspirateur
Castiaux, par M. Castiaux lui-même, interne du service. La
quantité de liquide retiré chaque fois a varié entre 1 et
3 litres. La première fois elle était de 4 litres. Le liquide, suivant
la malade, était toujours épais, et la dernière fois d'un gris sale.

Au mois d'octobre 1874, la malade est envoyée à M. Péan, à
l'hôpital Saint-Louis.

Etat de la malade à son entrée. — Femme de taille ordinaire, d'apparence chétive. La peau et les muqueuses sont décolorées.

Le ventre est développé uniformément et atteint à peu près les dimensions de celui d'une femme enceinte de sept mois. En y appliquant la main, on reconnaît immédiatement la présence d'une tumeur qui occupe surtout le côté gauche du ventre, dépassant légèrement la ligne blanche à droite, et atteignant en haut l'ombilic.

La surface de cette tumeur est inégale, un peu résistante et légèrement douloureuse à la pression. En la déprimant légèrement et alternativement avec les deux mains, on perçoit une fluctuation obscure. On n'a pas le choc par contre-coup, lorsque l'on donne une chiquenaude sur une des extrémités de la tumeur pendant que la main est appliquée sur l'autre côté opposé. La peau glisse à la surface de la tumeur et celle-ci, saisie avec les deux mains, se déplace assez facilement d'un côté du ventre à l'autre.

La percussion donne de la sonorité dans l'hypochondre gauche seulement, et dans tout le côté droit du ventre.

Par le toucher vaginal, on trouve l'utérus petit, très-mobile, et manifestement indépendant de la tumeur.

Troubles fonctionnels.— La malade dit avoir beaucoup maigri et se plaint d'avoir perdu ses forces ; depuis trois mois environ, elle vomit presque immédiatement après ses repas, et ses règles ne reviennent plus. Il y a deux ans, les règles avaient disparu également pendant quatre mois. Elle est oppressée de temps en temps. Pas d'œdème des membres inférieurs.

Le chef de service, M. Péan, diagnostique un kyste de l'ovaire, mais ne juge pas l'état de la malade assez satisfaisant pour lui faire subir l'ovariotomie. Traitement par les toniques et les reconstituants.

Le 22 octobre, apparition d'un œdème dur, douloureux, du pied droit et de la jambe droite, avec développement du réseau superficiel. A la cuisse on voit une traînée rouge, lie de vin, qui suit le trajet de la saphène interne. On sent à ce niveau un cordon dur, et douloureux à la pression.

Le 26, les mêmes accidents apparaissent du côté gauche, le pouls est très-faible, fréquent. La température axillaire donne 39°, 2.

On ne trouve dans les urines ni sucre, ni albumine.

Malgré le traitement suivi (élévations des jambes, cataplasmes, etc.), l'œdème, après quelques alternatives de mieux et de mal, envahit peu à peu toute l'étendue des membres inférieurs.

Pas de frissons, mais fièvre presque continue. Température axillaire 38°.

La malade ne prend presque aucune nourriture et s'affaiblit de jour en jour.

Le 15 novembre, l'œdème remonte actuellement jusqu'aux crêtes iliaques, sans que cependant la paroi abdominale soit elle-même œdématiée.

Le ventre est cependant plus volumineux et la tumeur semble proéminer davantage en avant; en la percutant on la trouve partout sonore et en la secouant vivement, ou en donnant de petits coups secs au bassin, on entend nettement, même à distance un bruit de flot hydro-aérique, identique au bruit que la succussion hippocratique fait percevoir dans l'hydropneumothorax. En appliquant l'oreille sur la tumeur pendant qu'on exécute ces mouvements, le bruit prend une résonnance métallique (bruit d'airain).

Le même signe acoustique est recherché les jours suivants et très-nettement perçu par le chef de service et tous les assistants.

La malade va s'affaiblissant chaque jour et meurt le 23 novembre 1874.

L'autopsie a été interdite par opposition formelle; on put seulement enfoncer un trocart dans la poche et s'assurer ainsi de la présence simultanée dans la cavité, de gaz excessivement fétides et d'un liquide séro-purulent, avec des grumeaux de matière blanchâtre.

On voit dans cette observation une femme très-bien portante, n'ayant jamais eu d'enfants et qui en 1870 s'aperçut que son ventre augmentait de volume. Pendant deux ans, elle n'en souffrit point, elle put continuer ses occupations, et ce n'est qu'à la fin de l'année 1872 qu'elle entra à l'Hôtel-Dieu. Elle fut ponctionnée *dix fois* dans cet hôpital, à diverses reprises, et *six fois* des injections iodées suivirent les ponctions. La quantité du liquide retiré chaque fois, variait entre un et trois litres ; la première fois on retira quatre litres. Suivant la malade, le liquide était toujours épais et la dernière fois d'un gris sale.

A son entrée, à l'hôpital Saint-Louis, où elle venait espérant être débarrassée par une opération, on diagnostique un kyste de l'ovaire. La tumeur occupait le côté gauche du ventre, se déplaçant facilement. La surface était inégale, légèrement douloureuse à la pression, offrant une fluctuation obscure. La peau est très-mobile, non adhérente. La percussion donne de la matité. Enfin l'utérus est petit, non enclavé, indépendant de la tumeur.

Le diagnostic : Kyste de l'ovaire, multiloculaire, a été porté à Saint-Louis, par tous ceux qui ont observé cette femme, et il est certain que c'est le même diagnostic qui avait été porté à l'Hôtel-Dieu. On ne comprendrait d'ailleurs que difficilement, quelle autre tumeur eût pu être ponctionnée dix fois en fournissant un liquide épais et finalement d'un gris sale.

Toutefois la constatation anatomique a manqué et c'est une lacune regrettable. Il eût été important de savoir : d'abord si la tumeur était incontestablement un kyste ovarique et puis de quelle nature était ce kyste. L'anatomie pathologique des kystes de l'ovaire comprend actuellement plusieurs sortes de tumeurs diverses et très-différentes quant à leur gravité. La marche des accidents indique ici une tumeur sarcomateuse, de mauvaise nature, à liquide épais, renfermé dans plusieurs loges.

Quelle qu'ait pu être la tumeur, il est incontestable que des gaz s'y sont développés finalement. A l'entrée de la malade à l'hôpital Saint-Louis, cette tumeur était mate, obscurément fluctuante, la succussion n'y produisait aucun bruit particulier. Plus tard, elle est devenue sonore, des gaz se sont mêlés au liquide et passant à la partie supérieure ont fourni de la sonorité et le bruit si caractérisque de flot hydro-aérique, avec retentissement métallique, ou bruit d'airain.

Ces gaz provenaient-ils de la décomposition du liquide ? Venaient-ils du dehors ? C'est à la première idée que je me range nettement, et je vais fournir quelques exemples à l'appui de mon opinion.

§ IV.

Dans un mémoire *Sur la formation spontanée des gaz au sein des cavités closes*, publié dans les *Actes de la société médicale des hôpitaux de Paris* (2° fascicule, p. 105-112), M. Hérard a fait connaître trois observations remarquables : 1° de *pleurésie purulente et pneumothorax sans perforation du poumon*, chez un homme de 33 ans ; 2° de *dilatation énorme du rein gauche ; mélange de pus et de gaz sans aucune communication avec l'air extérieur*, chez une femme de 39 ans ; 3° un *kyste de l'ovaire suppuré avec mélange de pus et de gaz, ceux-ci ne provenant pas du dehors*, chez une femme de 25 ans, cette dernière observation suivie d'autopsie. Le bruit de flot hydro-aérique avec timbre métallique avait été entendu chez la malade ainsi que le rappellent MM. Barth et Roger (*Traité pratique d'auscultation*, etc., 8° édition, p. 527, 1874).

M. Hérard admettait que les parois des cavités séreuses et séro-muqueuses, naturelles ou accidentelles, sont susceptibles d'exhaler des gaz comme la muqueuse digestive ; que ces gaz quelquefois sans action sur les liquides simultanément sécrétés, sont dans d'autres cas, la cause de leur décomposition, d'où résulte un nouveau dégagement de fluides aériformes, qui viennent s'ajouter à ceux qui ont été primitivement exhalés.

Le travail de M. Hérard apportait des faits pour résoudre la question de la formation spontanée des gaz au sein des cavités closes, alors agitée dans la Société médicale des hôpitaux.

Legendre chargé de faire un rapport (1), dans la séance du 9 avril 1851, contesta l'interprétation donnée par M. Hérard, il ne trouvait pas que ces faits intéressants fussent des exemples irréfutables de la formation spontanée des gaz au sein des

____

(1) *Bulletin de la Société médicale des hôpitaux de Paris*, t. I, p. 186-188.

cavités closes. Par exemple dans la 3ᵉ observation, où il est question de gaz dans un kyste ovarique, de l'air n'a-t-il pas pu s'introduire par suite des trois ponctions qui ont été pratiquées à diverses époques ?

On voit combien les objections de Legendre ont de rapport avec celles qu'on peut faire, pour la femme qui fait le sujet de la seconde observation du présent travail. La discussion qui eut lieu est fort instructive. Trousseau dit qu'il ne pensait pas que le gaz développé dans le kyste ovarique ait pu être de l'air introduit au moyen des ponctions. Legendre persistant dans son opinion, Trousseau ajoute que même une petite quantité d'air introduite serait résorbée. Guérard craint même une seule bulle d'air, amenant un commencement de putréfaction. Enfin le Rapporteur invoque la possibilité de l'endosmose des gaz par le voisinage de l'intestin, c'est ainsi que les abcès voisins du rectum contractent une odeur stercorale, etc. (*loc. cit.*, p. 188).

M. Hérard, revenant sur le même sujet (*Bulletin de la Société médicale des hôpitaux*, t. I, p. 289), communique une observation de *pleurésie séro-purulente avec formation de gaz sans perforation du poumon*. C'est la question de l'hydropneumothorax essentiel, alors dans une période de nouveauté et de discussion.

M. Roger émit des doutes. Legroux se rangea, ainsi que M. Barth, à l'opinion de M. Hérard.

Demarquay, enlevé si prématurément, avait présenté à la Société de chirurgie (1) une malade de trente-deux ans, guérie, et qu'il avait ponctionnée pour un kyste de l'ovaire. Il en était sorti, dès cette première ponction, environ trois litres de liquide mêlé de gaz. Il pratiqua deux autres ponctions, suivies de l'application de chlorure de zinc sur la ligne blanche. Après trois applications de caustique, l'enveloppe du kyste se rompit, laissa écouler un liquide fétide mêlé de gaz, et alors il vit sortir une masse fongueuse constituée par un second kyste

---

(1) *Bulletin de la Société de Chirurgie de Paris*, 2ᵉ série, t. X, séance du 8 décembre 1869. — *Bulletin général de thérapeutique*, t. LXVIII, p. 86, 1870.

développé dans le premier. Pour lui, c'est la mortification du kyste secondaire qui avait produit des gaz par décomposition, ce qui donnait au liquide ovarique une grande fétidité.

Dans sa *Pneumatologie* (1), Demarquay insiste sur la production de gaz dans les kystes de l'ovaire, et il la résume ainsi : « Si la tympanite utérine est une affection rare, les collections de gaz dans les kystes de l'ovaire sont les plus communes et tout à fait accidentelles. Ces gaz proviennent quelquefois de la décomposition du contenu du kyste, ainsi que M. Scanzoni en rapporte un exemple.

« J'ai observé plusieurs fois un développement exagéré de gaz dans les kystes de l'ovaire, soit à la suite d'une simple ponction d'un kyste multiloculaire, soit à la suite d'injection iodée, lorsqu'une inflammation de mauvaise nature s'empare de la tumeur ovarique, à la suite de ces opérations.

« D'autres fois, ce kyste, qui rendait un son mat à la percussion, donne une résonnance tympanique, qui explique le passage des gaz intestinaux à la suite d'une communication accidentelle établie entre la tumeur et l'intestin. »

On voit que Demarquay avait passé en revue les divers modes de productions des gaz dans les kystes ovariques et qu'il ne méconnaissait pas l'influence des ponctions. Toutefois, dans le kyste précité (*Bulletin de la Société de chirurgie*, et *Bulletin de thérapeutique*), c'est dès la première ponction que les gaz se sont échappés.

Je n'ai point trouvé de renseignements avec observations précises, sur la question de la formation spontanée des gaz, soit dans l'anatomie pathologique générale de Cruveilhier, soit dans la thèse d'agrégation de Cazeaux, le mémoire sur les kystes de Bauchet, ni dans les ouvrages de Spencer Wels, Bernutz, etc. Les gynécologues en ont admis la possibilité, toutefois, ni M. Courty, ni M. Puech n'en fournissent d'exemples. Scanzoni est au contraire très-explicite (2).

---

(1) *Essai de pneumatologie médicale, recherches physiologiques, cliniques et thérapeutiques sur les gaz*, p. 104, 1866.

(2) *Traité pratique des organes sexuels de la femme*, trad. française, p. 372, in-8°, 1858.

« Il ne faut pas oublier que l'on rencontre quelquefois à l'intérieur même du kyste (de l'ovaire) de pareilles collections de gaz, qui rendent à la percussion un son plein et tympanique. Ces gaz sont quelquefois, comme nous en avons eu dernièrement un exemple, le résultat de la putréfaction et de la décomposition du contenu du kyste..... ou bien ils proviennent d'une communication qui s'est formée entre ce dernier et le canal intestinal. » Tous les auteurs ont pensé à la possibilité de cette comunication entre la cavité d'une tumeur ovarique ou autre, dont M. Depaul a cité un exemple à l'Académie.

Scanzoni ajoute (*loc. cit.*, p. 373), au sujet de l'auscultation des kystes : « Lorsque la cavité, remplie de liquide, est très-vaste, et que l'on applique l'oreille sur l'abdomen, en même temps que l'on percute, on entend souvent un bruit de *glou-glou* plus ou moins fort. »

Il arrive de temps à autre que les chirurgiens trouvent des gaz dans les tumeurs abdominales qu'ils ouvrent. Si ces tumeurs communiquent ordinairement avec l'intestin par un trajet fistuleux, parfois la guérison rapide, sans reproduction de la moindre bulle de fluides gazeux, indique la formation de ces gaz au milieu même de la collection purulente. J'ai entendu, au moment où j'observais la femme R., dire, par les élèves, qu'une tumeur offrant le bruit de flot, située dans la région inférieure de l'abdomen, avait frappé M. Tillaux, et qu'il ne paraissait pas y avoir communication avec l'air renfermé dans les intestins.

Pour terminer, je rapporterai un exemple de collection purulente abdominale offrant la sensation de clapotement, et qui guérit, après l'établissement préalable d'une fistule stercorale. Le fait a été observé par M. Gosselin dans le service du professeur Roux. « Un malade portait un gonflement bizarre et difficile à expliquer, au bas et à gauche de la paroi abdominale antérieure, dans le voisinage et un peu au-dessus du trajet inguinal. Ce gonflement était peu douloureux et à marche très-lente. Pendant longtemps il était resté assez consistant et sans

---

(1) *Clinique chirurgicale de l'hôpital de la Charité*, t. II, p. 40, 1873.

fluctuation, mais un jour il présenta un peu plus de mollesse, de la sonorité à la percussion et la *sensation de clapotement*, lorsqu'on le comprimait brusquement et un peu fort. Roux pratiqua l'ouverture de cette collection à la fois gazeuse et liquide, et nous vîmes s'établir une fistule storcale qui persista plusieurs mois, et finit par guérir. » Il y avait certainement, dans ce cas, communication de l'abcès avec l'intestin.

Pour M. Gosselin « les abcès avec développement spontané de gaz indiquent une altération générale voisine de la septicémie, et qui, après l'ouverture du foyer et l'exposition du pus au contact de l'air, peut devenir une septicémie véritable » (*loc. cit.*, t. II, p. 44).

La conclusion à laquelle j'arrive à la fin de ce travail, est la suivante : *On doit admettre aujourd'hui, en s'appuyant sur des faits irréfragables, que le bruit de succussion hippocratique, ou en d'autres termes, le bruit de flot hydroaérique, à timbre métallique, peut-être perçu dans plusieurs sortes de tumeurs abdominales, et parfois sans que celles-ci soient en communication avec l'air extérieur.*

Paris. — Typ. A. PARENT, rue Monsieur-le-Prince, 29 et 31.